AF384252

QUELQUES CAS

DE

SUPPURATIONS ASEPTIQUES CHEZ L'HOMME

CONSIDÉRATIONS ÉTIOLOGIQUES, PATHOGÉNIQUES ET CLINIQUES

PAR G. LEMIÈRE,

Chef du laboratoire des Cliniques,
Membre de la Société anatomo-clinique.

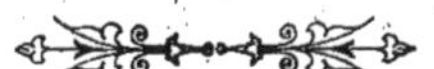

LILLE,

AU BUREAU DU *JOURNAL DES SCIENCES MÉDICALES*,

56, RUE DU PORT.

1891.

QUELQUES CAS

DE

SUPPURATIONS ASEPTIQUES CHEZ L'HOMME

Considérations étiologiques, pathogéniques et cliniques

Par G. LEMIÈRE,

Chef du laboratoire des Cliniques,
Membre de la Société anatomo-clinique.

Nous avons eu la bonne fortune de pouvoir observer, dans l'espace de quelques jours, 5 cas de suppurations aseptiques développées chez l'homme à la suite d'injections médicamenteuses. Nous n'avons pas voulu laisser passer ces observations assez rares sans en faire une étude approfondie. Nous n'avons qu'un regret, c'est de n'avoir pu, dans aucun cas, étudier la paroi de l'abcès, mais dans 3 cas nous avons eu la facilité d'étudier le pus en détail. Voici d'abord les observations :

Observation I.

X..., cuisinière, est une femme jeune, bien portante, vigoureuse. Cette femme fut intoxiquée par les vapeurs dégagées par un poêle à combustion lente.

Le Dr Toison fait à cette femme une injection de 1^{cc} d'éther sulfurique sous la peau de chacun des deux avant-bras. La seringue dont il se sert avait séjourné dans une solution phéniquée et avait ensuite été lavée à l'alcool. Du côté droit, l'injection est bien tolérée, sans réaction.

Du côté gauche, au contraire, il survient, dès le lendemain, un peu d'empâtement, le point de l'injection est douloureux. Après 2 ou 3 jours, il existe une tuméfaction du volume d'un œuf de poule, fluctuante dans tous les sens ; la douleur ressentie à ce niveau est très vive. La peau est rouge, un peu chaude. Le bras est tenu en écharpe et on applique sur la tumeur quelques pommades anodines. La douleur persiste pendant plusieurs jours, au point d'empêcher, à certains moments, tout mouvement du bras ; la patiente est cependant douée de beaucoup d'énergie. L'empâtement persiste aussi longtemps. La résolution se fait lentement, cependant elle s'est effectuée complètement sans nécessiter l'évacuation du pus.

Ce premier fait n'est pas absolument démonstratif au point de vue expérimental, mais cliniquement parlant, je crois que l'on peut soutenir qu'il s'est formé là une collection purulente aseptique. En effet, on ne peut faire à cette manière de voir que deux objections, il n'y avait pas de collection purulente ; la suppuration était due aux bactéries.

Pour affirmer qu'il s'agissait d'un abcès, nous ferons remarquer qu'il y avait bien ici tous les phénomènes locaux qui permettent d'affirmer l'existence d'un abcès, seuls les phénomènes généraux font défaut. De plus, cet abcès a bien la même marche clinique que ceux dont nous allons rapporter l'histoire plus loin et dans lesquels nous avons pu constater *de visu* la présence du pus.

On peut nous objecter aussi que, tout examen du pus faisant défaut, nous ne pouvons affirmer son caractère aseptique. Nous répondrons à cela que la marche clinique nous permet ici d'être très affirmatif. Jamais on n'a vu un abcès de ce volume se former en deux ou trois jours, offrir des phénomènes locaux aussi accusés en particulier la douleur, l'empâtement, le gonflement, présenter en un mot une marche suraiguë sans causer le moindre phénomène général, jamais non plus on n'a observé des abcès aigus de ce volume se résorbant relativement avec autant de facilité et en aussi peu de temps.

Nous n'insisterions pas sur ce premier fait, s'il ne nous offrait, avec le second que nous allons rapporter, l'occasion de décrire la marche clinique de ces abcès et de discuter le traitement qui leur convient.

A peine avions-nous eu connaissance de ce cas, que nous fûmes appelés par un de nos collègues à étudier toute une série d'abcès aseptiques causés par le nitrate d'argent.

Dans un service de polyclinique, la solution de nitrate d'argent au 30ᵉ était renfermée dans un flacon identique à celui qui contenait la solution d'un autre produit que l'on injectait journellement sous la peau des malades. Dans un moment de presse, les solutions ayant été changées de place, le flacon de nitrate d'argent se présente naturellement sous la main du médecin traitant, et il injecte du nitrate d'argent au lieu et place de la solution habituelle.

Après la visite, le même flacon est porté près d'un malade hospitalisé dans la maison, on lui fait la même injection, et comme la solution est laissée près de son lit, deux jours après on lui fait tout naturellement la même injection sans vérifier l'étiquette ; c'est ce qui explique pourquoi nous avons pu observer deux abcès chez le même malade.

OBSERVATION II.

G..., Camille, femme adulte.

Le 27 mars 1891, elle reçoit sous la peau de la région scapulaire une injection de 0ᶜᶜ,2 de solution de nitrate d'argent au 30ᵉ.

Le 3 avril, au moment où nous la voyons, elle se plaint d'une vive douleur survenue dès le lendemain de l'injection au niveau même de l'endroit où celle-ci a été pratiquée. Au point de l'injection la peau n'est guère plus rouge que dans les régions avoisinantes, elle n'est pas chaude. Cependant, en ce point, la palpation révèle une induration de la peau et du tissu cellulaire sous-cutané sur l'étendue d'une pièce de 5 francs. Les tissus sont indurés superficiellement, mais profondément on sent une vague fluctuation. La malade se plaint encore de douleurs assez vives à ce niveau, mais cependant le symptôme douleur a déjà beaucoup diminué.

Les mêmes phénomènes persistent pendant quelques jours , puis la tumeur se résout peu à peu et, après une dizaine de jours, la résolution est complète.

Traitement : cataplasmes émollients.

OBSERVATION III.

S..., Léonie, femme adulte.

Le 27 mars 1891, elle reçoit sous la peau de la région scapulaire une injection de 0ᶜᶜᑫ,8 de la même solution.

Les mêmes phénomènes observés dans le cas précédent se retrouvent ici, mais le 31 mars l'abcès s'ouvrait spontanément au dehors.

Le 3 avril, nous voyons la malade. Nous trouvons au niveau de l'injection un petit abcès acuminé reposant sur une base indurée et ouvert au sommet comme un furoncle. Par la pression il s'écoule un pus jaune-grisâtre, épais, bien lié, muqueux, filant. Ce pus est recueilli dans un tube stérilisé, sans prendre aucune précaution spéciale, autre que celle de ne pas recueillir le pus siégeant à l'ouverture, mais un peu de celui que l'on fait venir de la profondeur de l'abcès par la pression. La douleur à ce niveau est très vive et persiste encore pendant plusieurs jours.

Examen du pus. Ce pus est très filant, très muqueux.

Après coloration par les méthodes de Gram et de Weigert, on n'y trouve pas de microorganismes.

Les cultures ensemencées avec ce pus restent toutes stériles, bien que la cavité de l'abcès communiqua librement avec l'extérieur. Après en avoir dissocié un peu, dans du picrocarminate d'ammoniaque, on l'examine au microscope (Leitz, ocul. 2, obj. à immersion homogène 1/16). Il renferme beaucoup de granulations informes réunies en amas, détritus cellulaires ; beaucoup de cellules à noyau arrondi, volumineux, quelques cellules à noyau en bissac. Pas de débris volumineux de tissu nécrosé, pas de débris conjonctif reconnaissables à leur forme.

Après coloration par la méthode de Steinhaus (1), on remarque

---

(1) La méthode préconisée par Steinhaus pour l'examen du pus consiste, en résumé, dans la fixation du pus sur lamelles par la solution aqueuse concentrée de bichlorure de mercure, la coloration de la prépara-

que ce pus contient beaucoup d'amas granuleux informes et relativement peu d'éléments cellulaires bien conservés dans leur forme.
Cependant, parmi ces derniers, les cellules multinucléées ou à noyau
fragmenté sont en nombre relativement aussi considérable que les
éléments uninucléés. Dans certains points, on remarque la présence
de petits corps irréguliers dans leur forme, de coloration noire
intense, quelques particules plus tenues sont mêmes contenues dans
certaines cellules. Ces détails sont nettement visibles sur la figure 1.
Ce sont probablement des particules de sels d'argent combinét
aux albuminoïdes sur la signification desquels nous reviendrons tous
à l'heure.

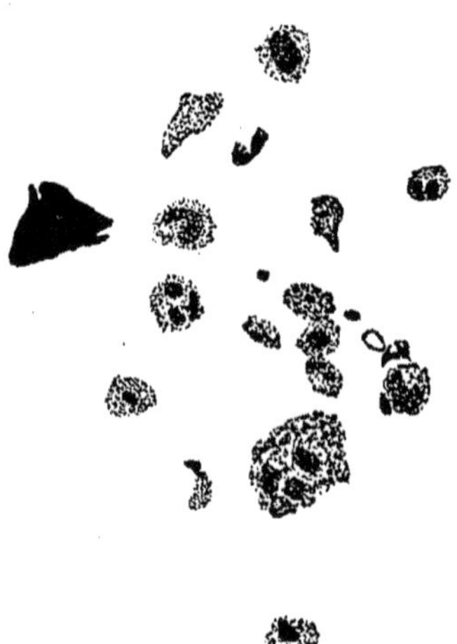

Fig. 1. — Pus coloré par la méthode de Steinhaus. (Leitz ocul. 2, obj. 1/16
à immersion homogène, dessin à la chambre claire de Malassez). Les
particules uniformément noires contenues dans l'intérieur des cellules
ou situées dans leur intervalle représentent les dépôts de sels argentiques.

tion, d'abord par l'hematoxyline, puis par la safranine. Cette méthode,
d'après l'auteur, mettrait nettement en évidence les noyaux cellulaires
colorés en violet, le protoplasma cellulaire coloré en rose pâle, les
microbes colorés en rouge foncé. Nous y reviendrons tout à l'heure.

OBSERVATION IV.

X....., garçon de 10 ans.

Le 31 mars 1891, à onze heures du matin, il reçoit sous la peau de la région scapulaire droite 0^{ccq},6 de la solution de nitrate d'argent au 30°.

Immédiatement après l'injection, il se plaint de douleurs à ce niveau, mais comme il proteste contre toutes les injections, on n'attache d'abord que peu d'importance à ses plaintes.

Le 4 avril 1891, à onze heures du matin. Au niveau de l'injection, douleur, tuméfaction, fluctuation. Pas de rougeur. ni de chaleur.

Triple lavage de la peau de la région à la liqueur de Van Swieten, puis à l'alcool à 95° et enfin à l'éther. Incision avec un bistouri flambé.

Il s'écoule d'abord une assez grande quantité de sang mélangé à quelques flocons purulents, puis quelques gouttes d'un pus jaune-grisâtre, très filant.

Traitement : compression au niveau de l'abcès avec un tampon de ouate phéniquée, bandage de corps. Guérison complète après 4 à 5 jours.

Examen du pus. Ce pus examiné au microscope sans coloration contient quelques débris granuleux informes, beaucoup de globules blancs ; cependant il y a aussi un assez grand nombre de globules rouges et il y en a même souvent plus que de globules blancs.

Ce pus coloré par la méthode de Weigert ne contient pas de microorganismes. Les cultures ensemencées restent toutes stériles.

Examen au microscope (Leitz, ocul. 2, obj. 1/16 à immers. homog.) du pus dissocié dans du picrocarminate d'ammoniaque. On voit beaucoup de globules rouges, un grand nombre de globules blancs dont quelques-uns ont un noyau en bissac très net ; beaucoup de détritus granuleux, mais pas de fragments nécrosés de tissu reconnaissables à leur forme, ni même de vastes lambeaux de structure peu nette. Tous les éléments non définis dans leur forme sont des amas granuleux comme on en rencontre toujours dans le pus, et que l'on reconnaît pour des cellules de pus détruites dans leur forme.

Après coloration par la méthode de Steinhaus, on aperçoit beaucoup de globules rouges ; des globules blancs assez nombreux et, parmi ces derniers, le nombre des globules à noyau en bissac ou à noyau fragmenté est au moins aussi considérable dans tous les points et plus grand dans beaucoup de points que celui des cellules uni-nucléées (v. fig. 2, 3 et 4).

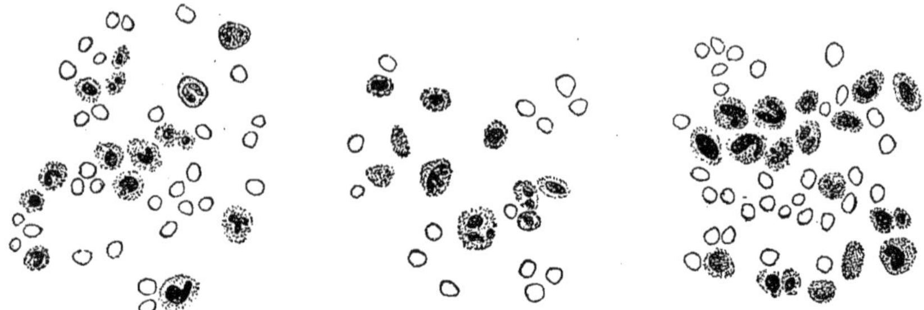

Fig. 2, 3, 4. — Pus coloré par la méthode de Steinhaus. (Leitz ocul. 2, obj. 1/16 à immersion homogène, dessin à la chambre claire de Malassez). Ce pus contient un très grand nombre de globules rouges, provenant de la petite hémorrhagie produite par l'incision des tissus phlegmasiés. A cause de la petite quantité de pus, il est impossible de le recueillir pur, et non mélangé au sang. Ces dessins, pris sur trois préparations différentes, montrent que les globules à noyau en bissac ou fragmenté prédominent de beaucoup. Figure réduite au 2/3.

OBSERVATION V.

X..., garçon de 10 ans.

Le 28 mars 1891, il reçoit sous la peau de la région scapulaire gauche $0^{ccq},6$ de solution de nitrate d'argent au 30°.

Douleur immédiate comme précédemment.

Le 4 avril 1891, au niveau de la piqûre, empâtement, tuméfaction, douleur, fluctuation, sans rougeur, ni chaleur de la peau.

Triple lavage à la liqueur de Van Swieten, à l'alcool et à l'éther ; incision avec un bistouri flambé.

Il s'écoule d'abord une assez grande quantité de sang, puis par la pression on fait sourdre du pus épais, muqueux, filant, de coloration gris-jaunâtre en assez grande quantité (5 à 6^{ccq}).

Traitement. Bandage compressif avec tampon de ouate phéniquée, cessation rapide des douleurs. Guérison complète en 5 jours.

Examiné au microscope sans coloration, ce pus contient quelques débris granuleux informes, un certain nombre de globules rouges relativement peu nombreux et un grand nombre de globules blancs.

Après coloration de ce pus par différentes méthodes et en particulier par les méthodes de Gram et de Weigert, on n'aperçoit pas trace de microorganismes.

Sur 16 cultures ensemencées avec ce pus sur agar en raie, une seule s'est développée et à la périphérie du tube et non le long de la raie. C'est un petit diplocoque donnant des cultures blanches assez épaisses sur agar et sur gélatine, poussant bien à 22°, mais ne liqué-fiant la gélatine que très lentement. Après 20 jours, il y a peine trace de liquéfaction. Il ne ressemble en rien à un des microbes du pus. Tous ces caractères nous permettent d'affirmer que cette culture est due à une souillure accidentelle du tube.

Examen au microscope du pus dissocié dans du picrocarminate d'ammoniaque. (Leitz ocul. 2 obj. 1/16 à imm. homogène.) Beaucoup de détritus granuleux, pas de fragments de tissus, beaucoup de globules blancs, dont quelques-uns ont un noyau en bissac très net. Çà et là quelques fragments irréguliers noirâtres, parfois très fins et inclus dans le protoplasma cellulaire (sels d'argent), sur la signification desquels nous reviendrons. (V. fig. 5).

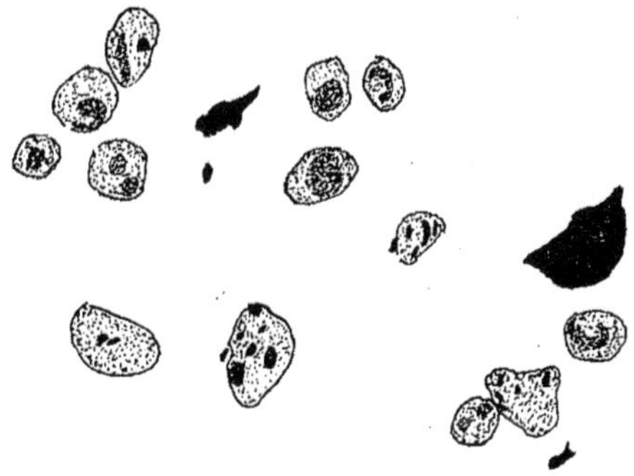

Fig. 5. — Pus coloré au picrocarmin. (Leitz ocul. 2, obj. 1/16 à immersion homogène, dessin à la chambre claire de Malassez). Les particules noires représentent les fragments de sels argentiques.

Après coloration par la méthode de Steinhaus, on aperçoit quelques globules rouges; beaucoup de globules blancs, les uns à noyau volumineux, arrondi, unique; les autres à noyau en bissac, d'autres à noyau fragmenté. Il y a quelques points où les cellules à noyau

unique sont aussi nombreuses que les autres, mais, dans la plupart des
points, elles sont relativement en très petit nombre. (V. fig. 6, 7 et 8.)

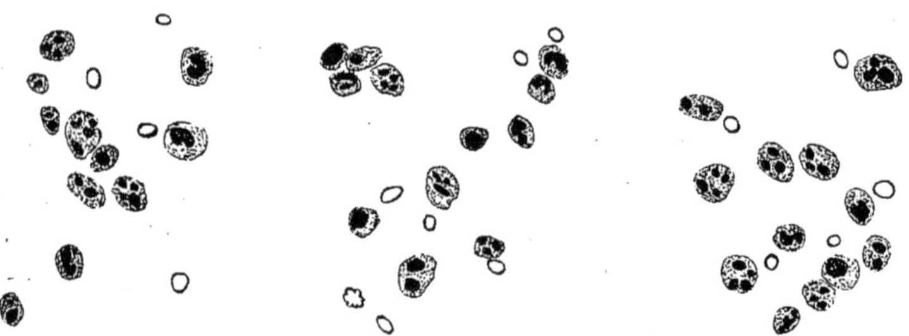

Fɪɢ. 6, 7, 8. — Pus coloré par la méthode de Steinhaus. (Leitz ocul. 2,
obj. 1/16 à immersion homogène, dessin à la chambre claire de Malassez,
figure réduite au 2/3). On voit nettement le grand nombre des cellules
multinucléées. Ces trois dessins sont pris sur trois préparations différentes.

Voilà l'exposé des faits qu'il nous a été donné d'observer ;
nous ne regrettons qu'une petite lacune, c'est qu'il ne nous a
pas été permis, dans aucun cas, d'étudier la paroi de l'abcès.
Nous croyons cependant que dans ces cas ce n'est pas dans la
paroi qu'il faut chercher les microbes, car tous nos abcès sont
franchement aigus et ont été ouverts après peu de jours. Dans
ces cas, il serait superflu d'insister sur ce point, c'est
encore dans le pus que nous devons trouver les microbes s'ils
existent. Car ce n'est que dans les abcès anciens, quand le
processus est sur son déclin, que les microbes peuvent abandonner le pus pour se réfugier dans les parties plus jeunes de
l'abcès, dans la paroi ou à son voisinage.

Voyons maintenant quelles sont les réflexions que nous sug-
gèrent ces cas de suppuration aseptique chez l'homme. La
production de pus, indépendamment de la participation des microbes au processus, par l'action de substances chimiques stériles, en un mot, la suppuration aseptique chez les animaux
est aujourd'hui un fait bien démontré et généralement admis.

Chez l'homme, ces sortes de suppuration peuvent exister
aussi, et les abcès consécutifs aux injections de sels mercuriels

insolubles ou d'huile grise dans le traitement de la syphilis, sont probablement de cette nature. Mais longtemps, persuadés comme nous l'étions que toute suppuration était d'essence microbienne, on a incriminé la maladresse et le manque de soin de l'opérateur dans les suppurations de ce genre. On admettait, sans même croire qu'il fut nécessaire de le démontrer, que ces abcès étaient dus à une infection accidentelle et que ce pus était microbien. Quand on démontra que ces exsudats collectés ne contenaient pas de microbes, on sentit que cela heurtait si ouvertement notre manière de voir, qu'on voulut leur refuser le nom d'abcès. C'était peut-être juste si l'on voulait par là spécifier la différence qu'il y a entre l'abcès, infectieux de nature, et ces collections de pus, aseptiques et résorbables. Mais ce qui était injuste, c'était de refuser systématiquement, au liquide exsudé contenu dans ces collections, le nom de pus. Que l'on divise le pus en deux classes, le pus aseptique et le pus microbien, c'est là une distinction capitale, mais aller plus loin et dire que ces deux pus diffèrent essentiellement au point de vue histologique et par autre chose que par la présence ou l'absence de microbes, c'est dépasser la mesure et s'engager dans une voie dangereuse.

Quoiqu'il en soit, on a perdu ainsi par négligence l'occasion d'étudier ces abcès qui étaient probablement aseptiques.

Cependant v. Sehlen, chef du laboratoire de bactériologie à la Clinique de Unna, a attiré l'attention sur quelques suppurations cutanées aseptiques consécutives à l'emploi d'irritants chimiques dans un but thérapeutique. Par les cultures, il démontra la stérilité du pus dans des suppurations provoquées par le lavage d'un lupus avec une solution de sublimé à 2 pour 100 ; par le traitement d'un cas de prurit par la teinture d'iode officinale, par le badigeonnage au collodion pyrogallique d'un cas de lèpre, par le pansement à la chrysarobine d'un cas d'herpès tonsurans. Dans tous ces cas, l'auteur déclare (1) que,

---

(1) Ueber medikamentöse Eiterungen bei Hautkrankheiten. *Cent. fur Baktériologie und Parasitenkunde*, 18 juillet 1890.

macroscopiquement, le pus ressemblait à du pus microbien à s'y méprendre, si l'on n'avait pas eu le résultat des cultures pour se faire une opinion. Au microscope, il n'y avait entre ce pus et le pus microbien aucune différence importante dans la constitution histologique des globules de pus, la seule différence était l'absence complète de tout microorganisme.

Si nous consultons les auteurs qui ont le plus récemment parlé des conséquences des injections hypodermiques chez l'homme, nous ne trouvons signalés dans Daniel (1), que les injections sous-cutanées de nitrate d'argent faites par Luton dans le traitement des sciatiques rebelles, et celles faites par Eulembourg. Luton injectait 1ᶜᶜᵍ de la solution de nitrate d'argent au 1/5ᵉ ou au 1/10ᵉ, et il obtenait des eschares limitées, entourées de tous côtés par une collection liquide, limitée elle-même par une sorte de capsule fibrineuse. Eulembourg signale des eschares assez étendues. Cependant Luton, dans un cas rapporté par Daniel, obtint après l'injection une tuméfaction très douloureuse ; par l'ouverture du canal laissé par l'aiguille, il s'écoula un liquide séreux, et bientôt cet orifice fut bouché par un tissu fibreux ressemblant au bourbillon d'un furoncle. Par la pression, il s'écoula 50 gr. d'un liquide séreux mal lié, sanguinolent.

Cette observation manque de précision, car après avoir parlé d'un bourbillon formé de tissu fibreux et de l'écoulement d'un liquide séreux, l'auteur appelle ce liquide du pus dans la phrase suivante et il donne à la tumeur le nom d'abcès (2).

Dans nos cas, il n'était pas possible de prendre pour de la

---

(1) Contribution à l'étude des accidents déterminés par les injections hypodermiques et principalement par les injections mercurielles. *Thèse de Paris*, 1890.

(2) Notre étude était déjà écrite, quand nous avons eu connaissance, par une note bibliographique publiée dans la *Semaine médicale*, d'un travail de Dubler. (*Ein Beitrag zur Lehre von der Eiterung*). D'après ce court résumé, l'auteur se serait injecté sous la peau de l'essence de térébenthine et du tartre stibié, et il aurait obtenu ainsi des suppurations aseptiques. Nous relatons simplement le fait, car nous n'avons pas encore pu prendre connaissance du travail original.

sérosité l'exsudat qui se trouvait dans les abcès, il avait toutes les apparences d'un pus très filant et le microscope a démontré que c'était bien du pus.

Nous croyons que nous avons suffisamment démontré que ce pus ne contenait pas de microbes. Cependant, comme on pourrait nous faire quelques objections, nous tenons à les prévenir.

D'abord on pourrait objecter que la seringue ou le liquide injecté contenaient des germes. Pour la seringue, le fait est possible, cependant avant et après chaque injection, elle était lavée à l'alcool fort, c'était une seringue tout en verre avec piston d'amiante, elle servait journellement à faire, dans les mêmes conditions, des injections sous-cutanées et jamais on n'avait observé d'abcès. Sans doute, il peut se faire que, malgré tout, elle renfermât encore quelques microbes, nous en reparlerons dans un instant. Quant au liquide, la solution de nitrate d'argent au 1/30ᵉ nous paraît avoir fait suffisamment ses preuves comme antiseptique, en clinique, pour que préparée avec des soins de propreté ordinaire, elle ne contienne pas de microbes. Enfin si la seringue et le liquide injecté contenaient un petit nombre d'organismes, c'est la solution argentique qui a favorisé la pullulation de ces organismes en altérant les tissus et en affaiblissant leur force de résistance.

Mais alors, si les microbes ont occasionné cet abcès, comment se fait-il que le pus recueilli de 5 à 7 jours après le début du processus, alors que l'abcès est encore en pleine progression, comment se fait-il que ce pus ne contienne pas de microbe ? On ne peut pas objecter ici qu'ils sont morts ; le pus est trop jeune, et, de plus, l'abcès augmente encore de volume tous les jours. Il n'y a qu'une objection, c'est celle de Nathan. Cet auteur a prétendu que la petite quantité de nitrate d'argent introduite dans la culture avec le pus pouvait suffire pour rendre le milieu impropre à la végétation des organismes (1).

---

(1) Je ne parlerai pas de la possibilité admise par Nathan, dans ce cas, d'avoir des cultures sur plaques alors que les tubes restent stériles. Englobant dans une même interprétation les faits observés pour le pus pro-

Comment admettre que cette trace infinitésimale de nitrate d'argent suffit pour rendre tout un tube d'agar ou de gélatine impropre à la culture du microbe, alors que celui-ci a prospéré rapidement dans une solution de nitrate d'argent au 30° et dans les tissus imprégnés par cette solution. Cependant, comme raisonner par l'absurde n'équivaudra jamais à une démonstration, j'ai fait l'expérience suivante :

J'ai mis dans un tube stérilisé un peu de pus aseptique de l'observation V, et j'ai ajouté à ce pus une petite quantité d'une culture pure d'aureus sur gélatine liquéfiée.

Après 24 heures, j'ai ensemencé avec ce pus des tubes d'agar mis à 37° ; 24 heures plus tard, belle culture d'aureus très abondante.

Après 48 heures, nouvel ensemencement donnant une culture assez pauvre.

Après 5 jours, nouvel ensemencement donnant une culture plus riche

Après 18 jours, nouvel ensemencement donnant une culture pauvre après 24 heures, mais plus abondante après 48 heures.

Donc les traces de nitrate d'argent existant dans ce pus ne suffisent pas pour empêcher la culture des microbes que ce pus peut contenir. De plus, si ce pus est aseptique, il n'est pas antiseptique et des microbes peuvent y rester en vie pendant 18 jours.

Donc nous avons production de pus aseptique, mais par quel mécanisme survient cette suppuration ?

Je crois que c'est par un mécanisme que j'ai déjà exposé à la *Société anatamo-clinique* (1), et que Ranvier a depuis indiqué

---

voqué par la térébenthine et le nitrate d'argent, il admet que sur les plaques l'antiseptique s'évapore rapidement, tandis qu'il persiste longtemps dans les tubes. Admissible jusqu'à un certain point pour la térébenthine, l'argument est denué de toute valeur quand il s'agit du nitrate d'argent qui n'est pas volatil et n'a pas de tendance à s'évaporer.

(1) Séance du 15 mars 1891.

à son tour (1), mécanisme très analogue à celui de l'action phagocytaire dans la production du pus microbien.

L'agent chimique irrite le tissu, provoque en ce point, par diapédèse et par prolifération cellulaire, un amoncellement de cellules lymphatiques et embryonnaires : puis entrant en lutte avec ces cellules qui cherchent à protéger l'organisme et à le débarrasser de cet agent nocif, il pénètre dans leur intérieur et les tue par une action chimique ou toxique analogue à l'action antiseptique qu'il exerce sur les cellules microbiennes. Cette pénétration du sel argentique dans les cellules est ici saisie sur le vif par la présence de ces grains irréguliers très noirs, que nous voyons autour et dans les globules de pus. (V. fig. 1 et 5).

Existe-t-il une différence entre la constitution histologique de ce pus et celle du pus microbien ?

On a parlé de débris nécrosiques de tissus ; ici, par tous les moyens d'examen que nous avons employés, nous n'avons pas trouvé trace de débris semblables. Tout ce que nous avons vu, ce sont des amas granuleux, sans forme précise , débris de cellules nécrosées comme on en trouve dans tous les pus. Si de tels éléments existent, ce qui est possible , ce n'est qu'en très petit nombre et peut-être dans les dernières portions de pus extraites par force après une violente expression.

Plusieurs auteurs ont beaucoup insisté aussi , du moins chez les animaux, sur la différence que peuvent présenter les globules de pus. Dans le pus aseptique , les globules uninucléés seraient beaucoup plus nombreux que dans le pus microbien. Nous nous sommes déjà élevés contre cette affirmation trop catégorique, et nous avons montré que pour le pus aseptique comme pour le pus microbien, chez les animaux, les caractères fondés sur le noyau des globules de pus étaient trop inconstants pour en faire une caractéristique de l'espèce de pus. Voyons ce qu'il en est chez l'homme.

Nous avons vu que dans nos échantillons de pus , il y avait

____

(1) Comptes rendus de l'Académie des sciences, séance du 27 avril 1891.

un certain nombre de cellules uninucléées, mais qu'elles n'étaient pas plus nombreuses que les cellules multinucléées et que, dans certains points mêmes, ces dernières dominaient. (Voir fig. 2, 3, 4, 6, 7 et 8).

Nous avons comparé ce pus à deux pus microbiens d'origine très différentes.

Le premier est un pus provenant d'un cas d'ostéomyélite grave ayant pris au début une marche très rapide. Dès la première découverte de la localisation de l'affection, on incise jusqu'à l'os et on trouve quelques gouttes de pus. Ce pus contient un très grand nombre de micrococques, groupés en staphylococques, et les cultures ont démontré qu'il s'agissait du staphylococcus pyogenes aureus.

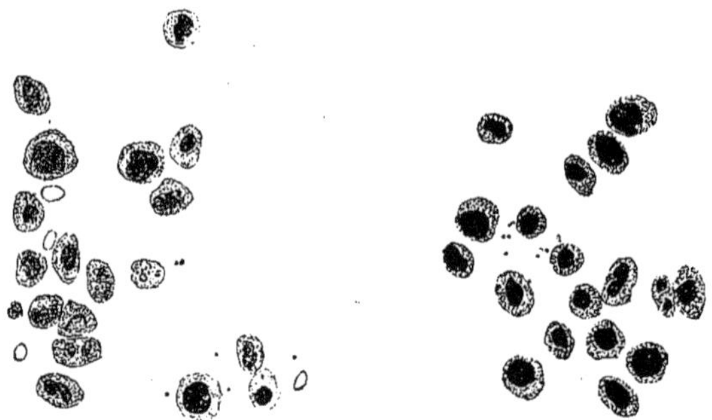

Fig. 9 et 10. — Pus d'ostéomyélite coloré par la méthode de Steinhaus. (Leitz ocul. 2, obj. 1/16 à immersion homogène, dessin à la chambre claire de Malassez, figure réduite au 2/3).

Or, ce pus coloré par la méthode de Steinhaus semble contenir presque exclusivement des cellules uninucléées, (voir fig. 9 et 10), et ce n'est qu'en de rares points que l'on trouve un nombre appréciable de globules multinucléés ou à noyau en bissac. Pour se convaincre du nombre des organismes contenus dans ce pus, il suffit de jeter un coup d'œil sur la figure 11 qui représente une préparation de ce pus coloré par la méthode de Gram (1).

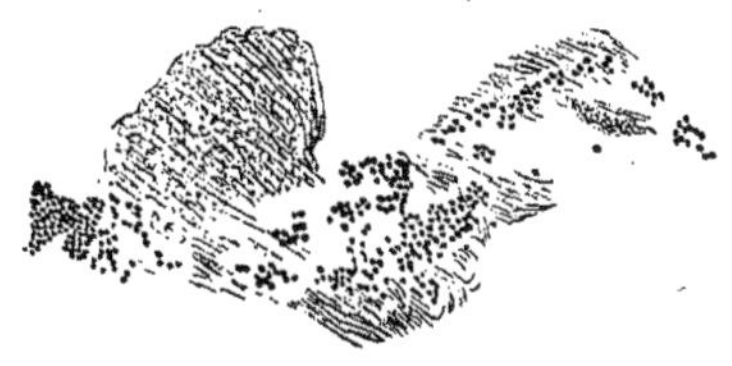

FIG. 11. — Pus d'ostéomyélite coloré par la méthode de Gram.
Même grossissement que pour les deux figures précédentes. Réd. au 2/3.

Ce n'est donc pas sur le nombre de cellules uninucléées que l'on peut se baser pour affirmer qu'un pus est septique ou aseptique.

Dans un autre cas, nous avons examiné le pus d'une pleurésie métapneumonique, ne renfermant comme microbes que des pneumocoques. C'est un pus peu virulent et de plus relativement ancien, car la pneumonie datait de trois semaines, et les premiers signes de la pleurésie avec épanchement remontaient à 8 jours.

Ici le pus ne contient presque que des cellules multinucléées et des cellules à noyau en bissac (v. fig. 12), les cellules uninucléées sont très rares.

Que faut-il en conclure? Ce que nous disions, ici même, il y a quelque temps, que la présence des globules uninucléés ou multinucléés dépend de l'acuité du processus et non de son origine septique ou aseptique. Ce n'est pas tant l'âge du pus que la rapidité de sa formation, que l'intensité du processus

---

(1) Nous ferons remarquer que Steinhaus, par sa méthode, prétend mettre en évidence tous les microorganismes. Nous devons avouer que cette méthode, bonne à notre avis, pour mettre en relief les détails de la structure cellulaire, est défectueuse pour la coloration des microorganismes, qui passent complètement inaperçus ou au moins sont très difficiles à remarquer. Pour la coloration des bactéries en général, nous donnons toujours la préférence à la méthode de Gram et à celle de Weigert.

qu'il faut envisager. Dans les suppurations dues à des agents chimiques ou à des microbes très virulents, le processus qui aboutit à la suppuration est intensif dès le premier jour, et alors les globules de pus s'accumulent, l'abcès se constitue avant que ces globules aient eu le temps de subir toutes les transformations qu'ils auront à supporter quand le processus

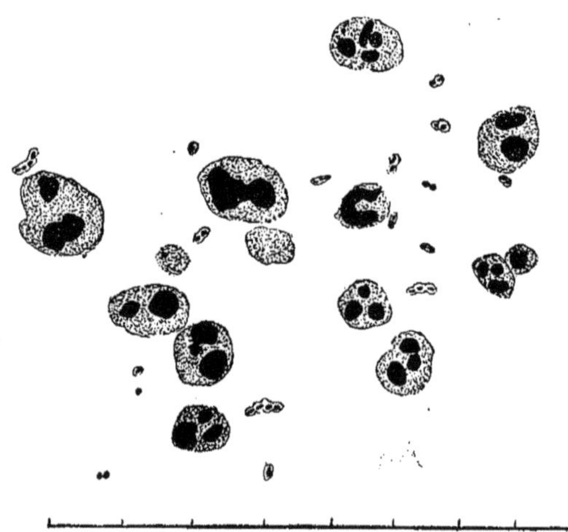

Fɪɢ. 12. — Pus d'un empyème métapneumonique datant de 8 jours (la pneumonie date de 3 semaines), double coloration à la safranine et par la méthode de Gram. (Leitz ocul. 3, obj. 1/16 à immersion homogène, dessin à la chambre claire de Malassez, réduction au 2/3). Chaque division de l'échelle = 10 μ.

sera moins intensif et que la formation de la collection purulente sera plus longue à se faire. C'est dans ce second groupe que se rangent les empyèmes métapneumoniques. Dans nos suppurations aseptiques, le nombre de globules multinucléés est encore assez grand, c'est, croyons-nous, parce que la solution dont on s'est servi n'était pas très concentrée, et parce que la quantité injectée a été assez faible.

A l'appui de notre manière de voir, nous ferons remarquer que c'est dans notre Observation III, où la quantité injectée a été la plus forte ($0^{ccq},8$), que nous avons trouvé relativement le

plus grand nombre de cellules uninucléées , malheureusement
l'abcès s'était déjà ouvert spontanément au moment de notre
examen.

Au point de vue de l'étendue de la lésion et du caractère du
contenu des abcès , nous ferons remarquer l'influence des
doses et de l'âge de l'abcès.

Pour les doses, nous avons vu que $0^{ccq},2$ de la solution argentique au 30me peut déjà donner lieu à un abcès , et si dans
notre Observation II nous avions incisé la tuméfaction , il est
certain que nous eussions pu recueillir quelques gouttes de pus.
Néanmoins l'abcès est plus petit et peut se résorber sans
s'ouvrir au dehors , tandis qu'après l'injection faite dans les
mêmes conditions de $0^{ccq},8$, on eut un abcès plus volumineux
qui s'ouvrit spontanément dès le 4me jour.

Au point de vue de l'âge de l'abcès, nous avons vu que deux
abcès ouverts le même jour, chez le même individu (Observ. IV
et V), nous ont donné l'un à peine quelques gouttes de pus difficiles à recueillir au milieu du sang qui s'écoule de l'incision
des tissus enflammés , et le second, au contraire, plusieurs
centimètres cubes de pus. Or, ces deux abcès étaient survenus
après injection de la même quantité de solution argentique,
mais, dans le premier cas, l'injection datait de 4 jours , tandis
que dans le second elle remontait à 6 jours.

Quant à l'étude clinique, nous ferons remarquer qu'au point
de vue des symptômes, il en existe trois principaux : induration, tuméfaction, douleur. La douleur est de beaucoup le
symptôme prédominant. Ces abcès , comme cela a déjà été
répété à satiété, ne sont pas progressifs, ils peuvent même se
résorber spontanément.

Nous ferons maintenant quelques remarques que ces cas
nous ont suggérées au point de vue du traitement.

Puisque l'abcès peut se résorber de lui-même, il semble, au
premier abord, que le mieux est de l'abandonner à lui-même
et d'attendre. Ce n'est pas l'enseignement que nous avons
retiré des cas que nous avons suivis. Dans les deux cas où

l'abcès a été abandonné à lui-même, on en a attendu la résorption pure et simple, les patients ont souffert très longtemps, les douleurs intenses ont persisté plusieurs jours. Au contraire, dans les cas où les abcès ont été incisés, la cessation des douleurs a été rapide et la guérison complète est survenue bien plus tôt que par l'expectation.

Nous conseillerions donc, dans des cas analogues, de ponctionner l'abcès, après lavage antiseptique de la peau, avec un bistouri aseptique, d'évacuer le contenu par des pressions modérées, et de mettre par dessus un pansement antiseptique légèrement compressif. Dans tous les cas, même quand la cavité est assez vaste, le drainage est plus nuisible qu'utile, car, par la compression, les parois de l'abcès s'accolent facilement et le pus ne se reproduit plus, puisque la substance chimique a terminé son action et que cet abcès ne contient pas de microorganismes. La présence du drain occasionne inutilement la persistance d'une cavité.

Nous ne voyons qu'une exception à cette règle de l'incision, c'est quand l'abcès siège sur une partie découverte du corps, alors on peut attendre la résorption pour ne pas créer une cicatrice inutile dont on ne saurait aucun gré au médecin. Mais ici encore il faut surveiller l'effet, car si la résorption peut survenir, elle manque parfois et alors l'abcès s'ouvre spontanément au dehors (observ. III). Dans ces cas, il vaut mieux chercher à prévenir cette ouverture spontanée qui entraîne souvent après elle la formation d'une cicatrice plus désagréable à la vue que celle produite par le bistouri (1).

En somme, quand la résorption spontanée ne paraît pas possible ou quand on la juge trop longue à survenir, il faut éva-

---

(1) Dans les cas de ce genre, pour éviter la rupture de la poche et la formation d'une cicatrice, il serait peut-être indiqué, quand la tension devient trop grande, d'en essayer la ponction à l'aide d'une seringue de Pravaz aseptique. Je doute cependant que ce procédé réussisse, car le pus est trop épais, trop filant, pour être aspiré facilement à travers une aiguille capillaire.

cuer le pus, favoriser l'accolement des parois de la cavité, et éviter toute contamination secondaire, car si cette lésion est aseptique au début, elle n'est pas à l'abri d'une infection ultérieure et le pus, comme on l'a vu, est un milieu dans lequel les microbes peuvent vivre longtemps.

Lille Imp. L. Danel.

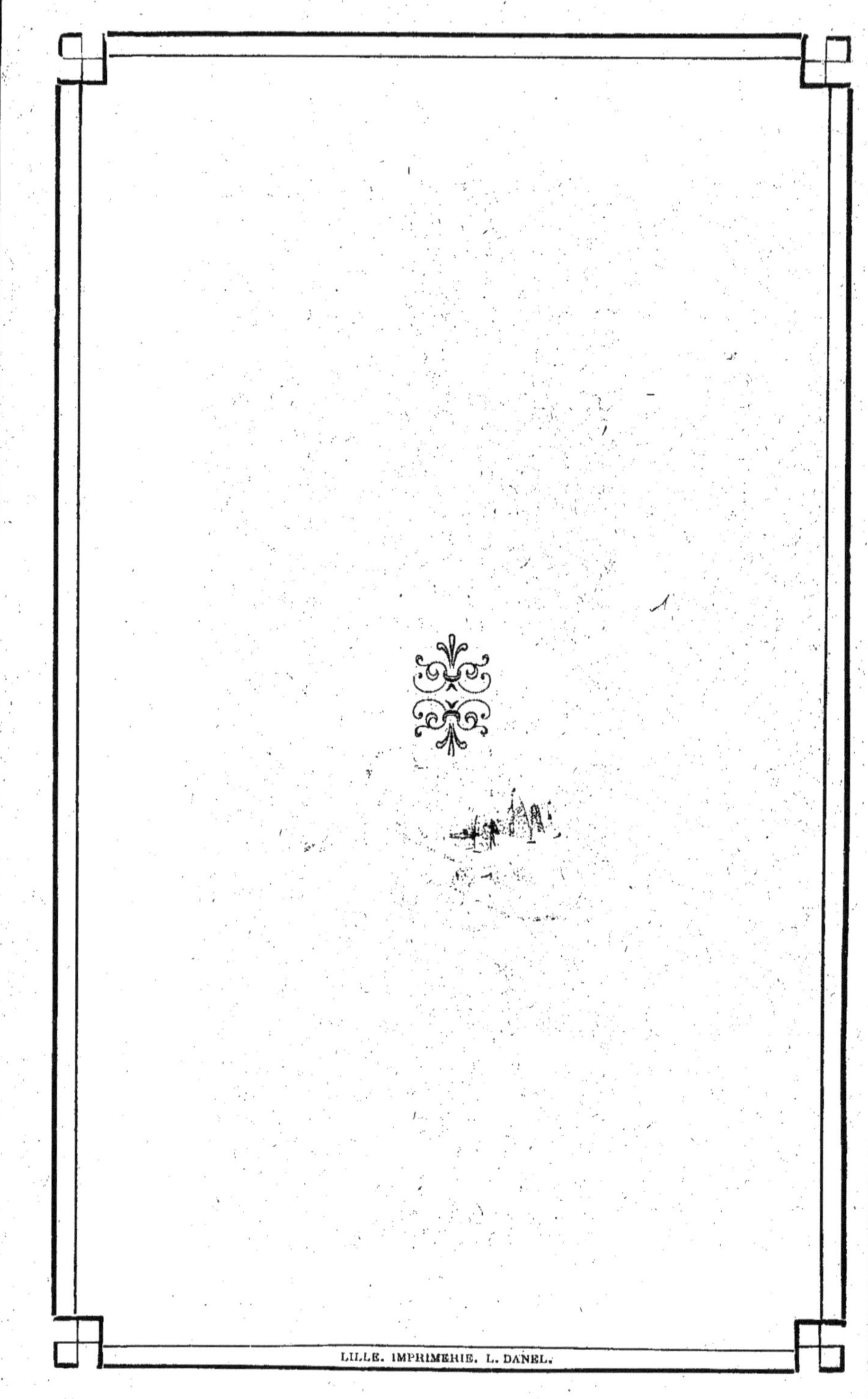

LILLE. IMPRIMERIE. L. DANEL.

www.ingramcontent.com/pod-product-compliance
Ingram Content Group UK Ltd.
Pitfield, Milton Keynes, MK11 3LW, UK
UKHW010916160726
13695UKWH00007B/2601